BEI GRIN MACHT SICH IHR WISSEN BEZAHLT

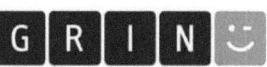

Bibliografische Information der Deutschen Nationalbibliothek:

Die Deutsche Bibliothek verzeichnet diese Publikation in der Deutschen National-
bibliografie; detaillierte bibliografische Daten sind im Internet über http://dnb.d-
nb.de/ abrufbar.

Impressum:

Copyright © 2018 GRIN Verlag
Druck und Bindung: Books on Demand GmbH, Norderstedt Germany
ISBN: 9783346067159

Dieses Buch bei GRIN:

https://www.grin.com/document/506759

Christine Bauer

Der Clinical Reasoning Prozess in der stationären Krankenpflege einer hämato-onkologischen Klinik

GRIN Verlag

GRIN - Your knowledge has value

Der GRIN Verlag publiziert seit 1998 wissenschaftliche Arbeiten von Studenten, Hochschullehrern und anderen Akademikern als eBook und gedrucktes Buch. Die Verlagswebsite www.grin.com ist die ideale Plattform zur Veröffentlichung von Hausarbeiten, Abschlussarbeiten, wissenschaftlichen Aufsätzen, Dissertationen und Fachbüchern.

Besuchen Sie uns im Internet:

http://www.grin.com/

http://www.facebook.com/grincom

http://www.twitter.com/grin_com

Inhalt

1. Methodik

Die vorliegende Hausarbeit wurde als Literaturrecherche geschrieben. Die Recherchen wurden überwiegend aus konventionellen Quellen, Fachliteratur, sowie Internetquellen aus dem deutschsprachigen Raum gewonnen. Hinzu fließen Praxis Erfahrungen der stationären Krankenpflege mit einem Teilgebiet der Inneren Medizin ein. Das Thema: Der Clinical Reasoning Prozess in der stationären Krankenpflege am Beispiel einer Hämato-Onkologischen Klinik, soll als Übersichtsarbeit die Möglichkeit einer Anwendung dieser Thematik unterstreichen. An einem fiktiven Fallbeispiel soll ein Bezug im Denken und Handeln im Sinne von Clinical Reasoning verdeutlicht werden.

2. Einleitung

Lange machte ich mir Gedanken über Clinical Reasoning. Als Seminarfach im Präsenzunterricht der Diploma Hochschule Nordhessen rückte es in den Fokus der Kursteilnehmer.

Was ist Clinical Reasoning und was bedeutet es für Therapeutische Berufe? Diese und anderen Fragen sind Schwerpunkte einiger Fachbücher u. Publikationen. Besonders Physiotherapeuten, Ergotherapeuten sowie Logotherapeuten aber auch die Diätassistenz, beschäftigen sich mit Clinical Reasoning.

Sie erläutern in ihren Fachliteraturen bzw. Publikationen, das Denken, das Handeln und die Beobachtungen um Clinical Reasoning zu erforschen aber auch zu hinterfragen. (M. Feiler, 2003, Springer Verlag u. B. Klemme, G. Siegmann, 2003 Thieme Verlag).

Der Prozess des Clinical Reasoning in der Altenpflege wird in der publizierten Bachelor-Thesis von H. Kolb dargestellt. Vor allem die Verknüpfung mit dem Pflegeprozess und die Umsetzung in der Altenpflege sind wichtige Komplexe auf die er eingeht. (H.Kolb,2012, Grin-Verlag).

An dieser Stelle drängt sich folgende Hypothese auf: Bedeutet der Prozess um Clinical Reasoning eine Evaluation des Pflegeprozesses und ein Benefit in der Krankenpflege, insbesondere in der onkologischen Krankenpflege? Multiprofessionelle Zusammenarbeit aller Berufsgruppen sowie eine aktive Unterstützung bei Entscheidungsprozessen, Information, Beratung und Begleitung sind wichtige Bestandteile der onkologischen Krankenpflege.

3. Der Pflegeprozess in der Krankenpflege

Beim Durcharbeiten dieser Thematik zog ich Bilanz meiner eigenen Erfahrungen in der Krankenpflege sowie dem Pflegeprozess im Sinne einer qualifizierten patientenorientierten

Versorgung. Mit Begeisterung und aus „Berufung", fing ich eine Ausbildung 1985 zur Krankenschwester an. Vorausgegangene Praktika gaben mir die Sicherheit die richtige Berufswahl getroffen zu haben.

Zu dieser Zeit gab es noch sogenannte „Übergabebücher", welche versuchten wichtige Informationen zu sichern. Von Pflegedokumentation wie man sie heute versteht, waren diese weit entfernt. Mit dem Gesetz über die Berufe in der Krankenpflege (Krankenpflegegesetz – KrPflG), begann ein Umdenken hin zur Transparenz und Professionalität in der Pflege (siehe auch Gesetz über die Berufe in der Krankenpflege, ausgegeben am 11.Juni 1985 im Bundesgesetzblatt).

Liliane Juchli schrieb 1983 in ihrer 4. Auflage „Krankenpflege" über das Krankenpflegeprozess-Denken, welches sich entwickelt. Weiter schreibt sie das seit 1975 die WHO an einer Einführung dieses Projekt des Pflegeprozess-Denkens in Europa arbeitet. Pflegeplanung und Pflegedokumentation sollen an Bedeutung gewinnen. Wörtlich schrieb sie: „Eigenständigkeit und Berufsbewutßsein der Schwester festigen sich, das ganzheitliche Denken fördert eine ganzheitliche, personorientierte Pflege [sic!] (.L. Juchlie ,A. Vogel ,Seite 48, Thieme-Verlag, 1983). Die selbsterstellte Grafik A im Anhang, veranschaulicht den Beginn eines prozessgesteuerten Denkens.

3.1 Stellenwert des Krankenpflegeprozesses

Im Krankenpflegegesetz von 1985 wurde der Pflegeprozess als Lerninhalt für die Krankenpflegeausbildung verankert. Mit der Einführung der Pflegeversicherung 1994 wurden Maßnahmen zur Sicherung der Pflegequalität in der Bundesrepublik Deutschland manifestiert. Eine Vereinheitlichung der gesamten Qualität in Pflegeeinrichtungen sollte erreicht werden. Im Sozialgesetzbuch XI, kam es 2008 zur strukturellen Weiterentwicklung der Pflegeversicherung, das Pflegeweiterentwicklungsgesetz. Im § 113 SGB XI, Maßstäbe und Grundsätze zur Sicherung und Weiterentwicklung der Pflegequalität, wird in Absatz 1 [...], Satz 1, folgende Anforderung geregelt: „an eine praxistaugliche, den Pflegeprozess unterstützende und die Pflegequalität fördernde Pflegedokumentation, die über ein für die Pflegeeinrichtung vertretbares und wirtschaftliches Maß nicht hinausgehen dürfen,.."(Vgl. Sozialgesetzbuch Textausgabe 7/2008)

Neue Pflegesysteme stärkten das Bewusstsein einer patientenorientierten Versorgung von Kranken. Die Funktionspflege wurde in Frage gestellt, die Bereichspflege bzw. Gruppenpflege und Zimmerpflege präferierte. Struktur und Organisation sowie Management in einer stationären Einrichtung erfordern einer Anpassung (Vgl. I Care, S.72 ff. Thieme-Verlag 2015)

3

Das Ziel das Wohlbefinden des Patienten im systematischen Ansatz zu fördern und zu verbessern, die Probleme aber auch die Ressourcen zu erkennen und Qualität zu sicher und zu steigern, erhielt mit dem Pflegeprozess eine wissenschaftliche Struktur. Ein Problemlösungsprozess gibt die Möglichkeit, mit dynamischen Schritten flexibel mit Hilfsmittel wie Pflegeassessments, Pflegediagnoseerstellung, Pflegeplanung, die Pflege umzusetzen und zu einer Lösung zuführen (Vgl.: R. Brobst, Huber Verlag, 2007). Die Grafik B, im Anhang veranschaulicht den Pflegeprozess.

In der Praxis fördert der Problemlösungsprozess Wissen und Fachkompetenz im Rahmen nationaler Standards und juristischer Bestimmungen (z.B. Behandlungsvertrag), um Qualität zu sichern und zu steigern Dies wirkt sich insbesondere auf die Kommunikation mit dem Patienten, als auch den am Pflegeprozess beteiligten Gruppen positiv aus. Ziel ist eine optimale pflegerische Versorgung (Vgl. R. Brobst, 2007)

3.2 Der Clinical Reasoning-Prozess

Motiviert vom Interesse dieser Form der zielgesteuerten Diagnosefindung mit komplementärem Hintergrund, stellte ich bei meiner Recherche fest, dass es hierzu bedeutende Quellen aus Amerika und England gibt. Die österreichische Ergotherapeutin Maria Feiler analysierte diesbezüglich und publizierte in ihrem Buch, „Klinisches Reasoning in der Ergotherapie Überlegungen und Strategien im therapeutischen Handel", dass sich die Ergotherapie in den 1970 er Jahren an dem therapeutischen Denken und Handeln als Behandlungsplanung oder Problemlösungsprozess orientiert hat. (Vgl. M. Feiler,Vorwort, Springer-Verlag 2003)

Eine amerikanische Studie belegte den Nutzen verschiedener Denkmodelle, die in ihrer Veröffentlichung durch Mattingly u. Flemming 1994 >>Clinical Reasoning – Forms of Inquiry in a Therapeutic Practice<< beschrieben wurden. Weitere namhafte Autoren bemühten sich mit der Implementierung dieses Problemorientierungsprozesses. (Vgl. M. Feiler 2003)

3.2.1 Begriffserläuterung und Bedeutung von Clinical Reasoning

Bei der Recherche stellte ich fest, dass es unterschiedliche Bezeichnungen für Clinical Reasoning gibt. Amerikanische wie deutsche Publikationen wählten Thermen wie zum Beispiel: Critical Thinking, Critical Judgement, oder Kritisches Denken, Kritisches Beweisführung... usw. Gemeint sind Denk- und Entscheidungsprozesse sowie Entscheidungshilfen für Mitarbeiter in Gesundheitsfachberufen, die während der Untersuchung und Behandlung eines Patienten Strategien ermöglichen. Des Weiteren beschreiben sie Clinical Reasoning als ein zentrales Element klinischen Handelns. Empathie, Wissen und Kognition vorausgesetzt, ermöglicht es der Fachkraft, Ziele, Möglichkeiten,

Bedürfnisse Zusammenhänge und Hintergründe mit dem Patienten gemeinsam ein strukturiertes und kontinuierliches Handeln zu eruieren. (Vgl. Klemme/Siegmann 2006) Ähnlich dem 6 Stufen Modell nach Fiechter und Meier kann man Clinical Reasoning in einem Modell veranschaulichen. Eine Darstellung des CR-zyklus ist die Grafik C im Anhang.

3.2.2 Schritte im CR-Prozess

Clinical Reasoning wird in folgende Schritte unterteilt.

Pre-assessment-image	Erster Eindruck, erste Information
Cue Acquisition	Schlüsselwörter sammeln
Hypothesenproduktion	Daten →hypothetische Erklärungen
Cue interpretation	Weitere Datensammlung → Schlüsselwörterinterpretation Prüfen der Hypothesen
Hypothesenevaluation	Auswahl der zutreffenden Arbeitshypothese
Diagnosefestlegung	Therapeutische Diagnose u. Pflegediagnose

Grafik: Eigene Darstellung

3.2.3 Formen im CR-prozess

Form	Struktur (Denken u. Handeln)	Fähigkeiten Therapeuten/Medizinalfachkraft
Scientific Reasoning	Logisch, sachlich ,wissenschaftlich	Analytisch, Problemlösungsorientiert
Interaktives Reasoning	Gefühle, Beobachtung, Wahrnehmung	Empathie, Interaktive Fähigkeiten
Konditionales Reasoning	Denken/Handeln, durch gutes Vorstellungsvermögen	Auswahl der Aktivitäten, auf der Basis den Pat. Im, sozialen, physischen Gesamtzustand Kontext zu erleben
Narratives Reasoning	Geschichten des Patienten Denken, aber auch der Behandelten	Empathische Fähigkeit, den Patienten in seiner Gesamtheit als Individuum zu verstehen, auch sein Umfeld, Kultur, Religion, Faktoren die ihn beeinflussen.
Pragmatisches Reasoning	Sachlich, pragmatisches Denken	Fähigkeit Prozessgeleitet, Rahmenbedingungen berücksichtigend
Ethisches Reasoning	Werte, Vorstellungen Haltungen, Einstellungen geleitet	Fähigkeit nach einem ethischen Kontext zu handeln mit dem Ziel des Patientenwohles

Grafik: modifiziert, (Vgl. M.Feiler 2003)

Viele Autoren definieren den Prozess um Clinical Reasoning. Dieser Prozess steigt beeinflusst durch Faktoren unterschiedlichster Ursache in alle Ebenen des Behandlungs- und Beziehungs-Prozess , als kybernetischer Ablauf ein. Der Autor Horst Kolb schreibt in seinem Buch, „Clinical Reasoning in der Altenpflege": „Clinical Reasoning findet als wiederkehrender kybernetischer Prozess statt. Die Aufgabe der Pflegekraft, im Sinne des Pflegebedürftigen nachzudenken, zu entscheiden zu handeln, besteht innerhalb des Pflegesettings fort und ist nicht mit einmaligem Durchlauf, lediglich als singulärer Zyklus, erledigt" (Vgl. H. Kolb 2012)

4. Die Rolle der Fachkraft in der Onkologischen Krankenpflege

Gerade in der onkologischen Krankenpflege steht im Mittelpunkt der Anforderungen eine patientenzentrierte, empathische und professionelle Kompetenz. Nicht nur im Handeln, sondern auch in der täglichen Kommunikation mit onkologisch Erkrankten und ihrem Umfeld, kann es zu Herausforderungen für alle Beteiligten kommen.

Als wichtigste Grundlage gilt wechselseitiges Vertrauen, Respekt Sicherheit und somit auch die empathische Vermittlung von Wissen. Besonders ein Perspektivenwechsel ermöglicht es der Fachkraft ihre Handlungskompetenz und Aufmerksamkeit gegenüber dem schwererkrankten Patienten zu präzisieren, besonders dann, wenn der kurative Ansatz der Therapie in eine palliative Behandlung führt.

Auch während der kurativen Therapien (Chemotherapie, Strahlentherapie, Antikörpertherapie und Hormontherapie) in der Onkologie treten neben Psychoonkologischen Aspekten (z.B. Körperbildveränderungen, Rollenveränderungen, Überforderung und Belastungen im sozialen Umfeld), starke physische Aspekte im Vordergrund. Neben Neoadjuvanter Therapie, mit noch folgenden chirurgisch bedingten Körperbildveränderungen, konfrontiert die weitere adjuvante Therapie den Erkrankten mit Nebenwirkungen der Therapie als auch mit Paraneoplastischen Syndrome (Vgl.Marulies, Fellinger, Kroner, Gaisser, 2011).

Toxische Auswirkungen schädigen das Knochenmark, Magen-Darmtrakt, Nerven, Haarwurzeln, Haut -und Schleimhäute, Keimdrüsen, und andere innere Organe Symptome wie Übelkeit, Erbrechen, Schmerzen, Diarrhoe Obstipation, Fieber, Fatigue und Gewichtsverlust sind oft die Regel. An alle im Behandlungsprozess beteiligten Personen wird eine hohe Anforderung gestellt. Besonders die Fachkraft in der Pflege wird als Vermittler zwischen Patient-Arzt und Angehörigen gesehen. Eine hohe emotionale Anspannung kann in den Abläufen zu Extremsituationen führen (Vgl. Margulies, Fellinger, Kroner, Gaisser 2011).

4.1 Hämato-Onkologische Erkrankungen

„Zwischen zwei Leben, von Liebe Tod und Zuversicht", so wurde das Buch von G. Westerwelle publiziert. Es gibt ein anschauliches Bild um die Geschichte eines der in Öffentlichkeit stehenden und an Leukämie erkrankten Menschen So notierte er in sein Tagebuch und veröffentlichte später: „Der Kampf gegen Krebs ist immer auch ein Kampf um die richtigen Informationen. Denn die Krankheit ist schlau, und sie weiß sich zu tarnen. Sie versteckt sich im Körper, macht sich lange unsichtbar, bevor sie zuschlägt und sich nimmt, was sie zum eigenen Überleben braucht: das Leben des anderen. (vgl. G.Westerwelle, Seite 114 u.115, btb-verlag 2016)

Auch Siddhartha Mukherjee beschreibt in seinem Buch >>Der König aller Krankheiten<<, auf Seite 25 folgendes: „[…] ist Leukämie ebenfalls eine besondere Form von Krebs. Sein rasches Fortschreiten, seine Dramatik, sein atemberaubendes, unerbittliches Wachstum erfordern oft drastische Entscheidungen; es ist furchterregend, sie zu beobachten, und furchterregend, sie behandeln zu müssen. […] -sämtliche Organe und Systeme, Herz, Lunge, Blut, arbeiten hart am Rand ihrer Leistungsfähigkeiten" (Vgl.: S. Mukherjee; Der König aller Krankheiten, Krebs – Eine Biografie; 2. Auflage 2012).

Das Werk erhielt den Pulitzerpreis 2011 und beschreibt in dieser Zitation genau den Charakter Hämatologisch-Onkologische Erkrankungen.

4.2 Überblick Hämatologisch-Onkologische Krankheitsbilder

Diagnose:	Charakteristika:
Akute myeloische Leukämie (AML), kann unterklassifiziert werden (FAB-Klassifikation)	Anämie, Neutropenie, Thrombopenie, Leukozytose Gingiva Hyperplasie, Infiltrate i. Organe,Haut, Gehirn, Gerinnungsstörungen bei Promyelozytären Leukämie
Akute lymphatische Leukämie (ALL)	Anämie, Thrombopenie, Leukozytose, Neutropenie, Gelenkschmerzen Organbefall, Gehirn, Rückenmark,
Chronische myeloische Leukämie (CML)	Akute Symptome im Hintergrund; zeigt sich durch Müdigkeit, Gewichtsverlust, Milzvergrößerung, Thrombosen oder Blutungen an
Chronische lymphatische Leukämie	Oft Zufallsbefund, Lymphknotenschwellung, Infekte, Anämie, Thrombopenie
Hodgkin Lymphome, Unterteilung nach Histologie	Lymphknotenschwellungen, Alkoholschmerz, Juckreiz, Müdigkeit, Infiltration extranodal
Non-Hodgkin-Lymphome (NHL) Unterteilung nach Histologie (hochmaligne u. niedrigmaligne)	Virusassoziation, B-Symptomatik, Anämien, Lymphknotenschwellungen, extranodaler Befall, können indolent verlaufen
Plasmozytom/Multiples Myelom; Gehört z.d. NHL.s	Osteolysen, B-Symptomatik, Infekte, Hyperkalzämien, Niereninsuffizienz, Anämien, oft Zufallsbefund

Grafik/Tabelle: selbst erstellt;(Vgl. Margulies, Kroner, Gaisser, Bachmann-Müller ; Springerverlag 2011)

Die Übersichtstabelle gibt nur einen groben Überblick der häufigsten Hämatologisch-Onkologischen Erkrankungen. Bei allen aufgeführten Krankheiten zeigt sich die B-Symptomatik (Fieber, Nachtschweiß, Gewichtsverlust), Leistungsabfall, Fatigue("Tumorerschöpfung) und pathologische Prozesse in der Hämatopoese, was zu den entsprechenden Begleiterscheinungen führt.

Im Laufe der Therapien kommen noch die Nebenwirkungen von Chemotherapie, Hormontherapie, Antikörpertherapien, evtl. auch Stammzelltransplantation allogen wie autolog und Strahlentherapie hinzu. Es veranschaulicht deutlich die Patho-Physiologie der Erkrankten. (Vgl. Margulies et al., 2014)

5. Clinical Reasoning am Beispiel einer Hämatologisch-Onkologischen Klinik

Repräsentativ den Krankheitsbildern entsprechend ist oft die Symptomatik der Patho-Physiologie, die die Erkrankten in eine medizinische Einrichtung führt. Entweder in Folge einer Notfallsituation durch Notaufnahme eines Krankenhauses, oder über den Hausarzt/Facharzt mit einer schon gestellten Verdachtsdiagnose. Oft zeigen Hämatologische-Onkologische Erkrankungen zunächst eine latente Symptomatik, die dann aber rasch und drastisch eskaliert. Septische Symptomatik oder Hämatome, Blutungen sind Indikationen zum schnellen Handeln. (Vgl.:Margulies et al. ,2014)

5.1 Pre-Assessment-Image

Viele Pflegekräfte nehmen diesen Prozess intuitiv durch. Pre-Assessment ist daher charakterisiert durch die unbewusste Aufnahme von Informationen beim ersten Kontakt oder bei ersten Informationen. Dies kann schon das Telefonat mit ärztlichen oder in der Pflege arbeitenden Kollegen sein oder das Einweisungsformular mit der Verdachtsdiagnose. Beeinflusst wird die Registrierung der Daten durch Wissen, Kognition und Erfahrung. Alter, Geschlecht, Kultur können hier schon Faktoren sein, die Schlüsse auf das Prozedere ziehen. Blutet der Patient? Hat er Fieber? Wie alt ist er? Wie ist seine Kultur? Ist er mobil? Welche Sprache spricht er? Diese Fragen verknüpft die Pflegekraft unbewusst mit ihrem Erfahrungswissen. Eine Assoziation resultiert unweigerlich, sollte aber trotzdem von sachlicher und neutraler Basis sein. (Vgl. H.Kolb, Grin 2012). Die Feststellung, das kulturelle Prägungen und Werte einen nachvollziehbaren Einfluss auch auf die Genesung eines Patienten hat, wird von Beginn des Prozesses deutlich. (Vgl. R. Brobst, Huber-Verlag 2007)

5.2 Cue Acquisition

Durch Beobachtung, Befragung und körperlichen Untersuchungsbefund mit Hilfe der entsprechenden Assessments und Aufnahmeprotokollen, kann die Pflegekraft den

Pflegestatus erheben. Sie nutzt Schlüsselwörter (Cues), filtriert sie und erstellt Arbeitshypothesen. Cues können Symptome sein aber auch patientenzentriete Daten und Äußerungen. Aussagen wie zum Beispiel : „Seit kurzer Zeit habe ich zunehmend blaue Flecken und ich fühle mich als hätte ich die Grippe. Seit gestern habe ich auch noch Fieber und Zahnfleischbluten", könnten Bestandteil einer Aussage sein, die einen Ausblick zur Arbeitshypothese geben.(Vgl. Klemme/Siegmann, 2006)

5.3 Hypothesis Generation

Mit den gesammelten Schlüsselworten sowie den erhobenen Daten aus ihrer Information-Sammlung/Assessments erstellt die Pflegekraft die entsprechenden Hypothesen. Berufsbezogen bedeutet dies eine vorläufige Erstellung von Pflegediagnosen und Risikodiagnosen. Ausschluss-Kriterien sollten berücksichtigt werden. (Vgl. Klemme und Siegmann 2006) Ruth Brobst et al. veröffentlichten in ihrer Publikation >>Der Pflegeprozess in der Praxis <<, auf Seite 88 folgende wichtige Aussage: „Pflegediagnosen sorgfältig zu erstellen und zu dokumentieren kann die Kontinuität der Pflege erheblich verbessern".(Vgl. R. Brobst, Huber-verlag 2007)

5.4 Cue Interpretation

Die Pflegekraft sortiert und analysiert weitere gesammelte Schlüsselwörter und neue Daten anhand von Beobachtungen sowie Kommunikationen während der ersten Behandlungsschritten. Dies kann komplementär im Team geschehen. Als Verifikation oder Falsifikation der Hypothese benennt es B. Klemme u.G. Siegmann aus Physiotherapeutischer Sicht. (Vgl. B. Klemme u. G. Siegmann, Thieme-Verlag 2006) „ Die Neueinschätzung des Zustandes des Patienten ist ein entscheidender Teil der Evaluation.[...]durch ein Gespräch mit dem Patienten, durch Beobachtung des Patienten, durch eine körperliche Untersuchung und die Betrachtung der medizinischen Krankengeschichte" , beschreibt R.Brobst auf Seite 191 ihres Buches >>Der Pflegeprozess in der Praxis<<, treffend. (Vgl. Brobst, 2007)

5.5 Hypothesis Evaluation

Dieser Schritt ist selbsterklärend und verdeutlicht die Wichtigkeit das Denken und Handeln im CR-Prozess. Am Beispiel einer Hämato-Onkologischen Erkrankung erkennt man diese Dynamik. Zunächst erstellte medizinische Hypothesen können wiederum nach entsprechender Diagnostikauswertung evaluiert werden. Ein Einfluss auf gestellte Pflegediagnosen bzw. den Risikodiagnosen ist daher unumgänglich. Je nach Therapie ändert sich auch das Risiko der Nebenwirkungen und Begleiterscheinungen. „Die Hypothese, die am besten durch die gesammelten Daten gesichert ist, wird ausgewählt und bildet die Basis für den nächsten Schritt." Laut B.Klemme u. G. Siegmann 2006 auf Seite 26 wird dieser Schritt so beschrieben. (Vgl.Klemme/Siegmann, 2006)

5.6 Diagnose

Der zirkuläre Prozess der Schritte im Clinical Reasoning schließt die Pflegekraft mit der Pflegeplanung ab. Die evaluierten Pflegediagnosen und Risikodiagnosen fixiert sie in den entsprechenden Dokumentations-Assessments bzw. Hilfsmitteln. Die Pflegemaßnahmen und Pflegeabläufe ergänzen sich daraus. (Vgl.H.Kolb Seite 26 Grin-Verlag 2012)

6. Anwendung von Clinical-Reasoning-Formen in der Hämato-Onkologische Pflege

Der menschliche Körper wird mit etwa fünf bis sechs Liter Blut versorgt. Der Blutkreislauf transportiert das Blut in die Peripherie. Der Abtransport von Stoffwechselprodukten und Kohlendioxid, die Versorgung von Nährstoffen und die Regulation, ist so ausgerichtet, dass die Körperfunktionen optimiert werden. Patienten mit einer hämatologisch-onkologischen Erkrankung laufen diese Prozesse, bedingt durch die gestörte Hämatopoese unkontrolliert oft auch eskalierend ab. Zu Beginn der Erkrankung steht nicht immer zweifelsfrei fest um welche Form zum Beispiel bei einer Leukämie oder Lymphom es sich handelt. Die Anfangsstadien können durch die Symptomatik verschleiert werden.

Unsicherheit, Ängste und Ungewissheit rechtfertigen neben einer hämatologischen Eskalation schnelle Diagnostik und Klassifikation. Danach richtet sich die determinierte Arbeitsdiagnose aus therapeutisch-medizinischer Sicht. (Vgl.I.Beckmann, DKG, 2014) Die medizinische Diagnose steht im Vordergrund. Spezielles Wissen um Anatomie, Physiologie, Ätiologie sowie auch das Wissen um das prozedurale Handeln autorisieren dies. (Vgl. H.Kolb, Grin-Verlag 2012). Dennoch profitieren alle am Behandlungsprozess beteiligten von eigenen Hypothesen, die sich komplementär einfügen. Besonders im Team einer Hämto-Onkologischen Klinik erfährt komplementäres Handeln einen Benefit. Formulierte Risikodiagnosen sichern den Fokus der Therapie, hinsichtlich des Managements. (Anmerkung des Verfassers)

6.1 Fallbeispiel Hämatologisch-Onkologischer Notfall

Im Team arbeitende Pflegekräfte arbeiten auf und in verschiedenen Ebenen. Es fließen unterschiedliche Kontextfaktoren ein. Somit kann der gesamte CR-Formen-Ablauf beeinflusst werden. Das in der Soziologie bekannte Ebenenmodell mit Einteilung in Mikroebene, Mesoebene, Exoebene und Makroebene,gibt ein Veranschaulichung des Spannungsfeld bzw. Interaktionsfeld, der im Kontext mit der Pflegekraft steht.(Vgl. H. Kolb, Grin-Verlag,2012).

Das folgende Fallbeispiel ist frei erfunden. Ähnlichkeiten wären rein zufällig. Es dient der Veranschaulichung der Thematik um Clinical Reasoning in der klinischen Praxis.

Fallbeispiel: 40-jähriger Patient, männlich, verheiratet, 2 Kinder von 6 und 10 Jahren, selbständig, eigene mittelständige Handwerksfirma mit 5 Mitarbeitern. Die Ehefrau arbeitet in der Firma mit. Seit einigen Tagen, so erzählte er es dem Notarzt, hätte er erneut einen grippalen Infekt bekommen. Bedingt durch seine Arbeitsbelastung konnte er den grippalen Infekt nicht auskurieren. Die Abgeschlagenheit mache ihm Schwierigkeiten, die gewohnte Leistung zu haben. Das Fieber (ca. $39.5°$ C, Ohrmessung) besteht seit 2 Tagen. Was ihm zusätzlich Sorge bereitet sind die zahlreichen Hämatome, die seit gestern vorhanden sind. Diese sind über den ganzen Körper verteilt. Der Hausarzt drängte auf eine Aufnahme in eine Hämatologische Fachklinik.

Arztbericht der Notaufnahme:

Der Patient stellt sich mit Fieber, Leistungsabfall und starkem Krankheitsgefühl an der Notaufnahme vor.

Aktuelle Medikation: Paracetamol 500 mg. bei Bedarf

Untersuchungsbefund: Patient in gutem AZ und EZ. Keine vergrößerten Lymphknoten, keine Ödeme. Hämatome Rumpf u. Extremitäten zahlreich verteilt. Hals/Kopf u. Pulmo o.B., RR 120/80, HF: 76, Leber u. Milz nicht vergrößert, Nierenlager frei; neurologische Untersuchung o.B. Im Laborbefund zeigt sich eine signifikante Erhöhung der Leukozytenzahl (60.000µl) und eine signifikante Reduzierung der Thrombozytenzahl (25.000µl)..[....] Wir bitten um Übernahme zur weiteren stationären Abklärung in der Hämato-Onkologischen Klinik bei Verdacht auf Akuter myeloischer Leukämie. Weitere pflegerische wie medizinische Aufnahmeprozesse erfolgen. Der pflegerische Aufnahmeprozess läuft parallel zum ärztlichen Aufnahmeprozess. Die Informationssammlung erfolgt, diagnostische Verfahren werden eingeleitet.

6.1.2.Scientific Reasoning

Gezielte zielgerichtete Befunderhebung durch entsprechende medizinisch geleitete Diagnostik, sowie pflegerische Dokumentations-Assessments legen die Planung des Procedere fest. Die Pflegekraft kann anhand der erhobenen Daten ein bestimmtes Muster erkennen -pattern. Komplementär findet sich eine Struktur, die ein Problemlösungsprozess einleitet. (Vgl. Klemme/Siegmann, 2006)

Bezugnehmend auf das Fallbeispiel und der daraus resultierenden Arbeitshypothese charakterisiert sich zunächst die Leukozytose als medizinische Arbeitsdiagnose. Der Verdacht der akuten myeloischen Leukämie kann sich erst nach weiterer Diagnostik manifestierten.

Leukozytose ICD D72.8 Sonstige,nicht näher bezeichnete Krankheiten der Leukozyten Inkl. Leukozytose	„[...] Vermehrung der Leukozyten im Blut (über 10 000 /mm³);[...]obligat bei chron. myeloischer Leukämie, bei anderen Leukämieformen häufig, aber nicht obligat.[...].",laut Pschyrembel, Auflage 261, Seite 1099, by Walter de -Gruyter, 2007
Thrombopenie ICD D69.-Purpura und sonstige hämorrhagische Diathesen	Laut Pschyrembel: Thrombozytopenie (syn.), Thrombozytenzahl unter 150.000µl, Ursachen unterschiedlich. Bei Thrombozyten unter 30.000µl Symptomatik mit Blutungen, Petechien, Hämatome (Pschyrembel Seite 1916)

(Vgl.ICD-Code 2018-Dr.Björn Kroller,online eingesehen am 01.11.18)

v.a. Akute myeloische Leukämie ICD :C 92.0	Akute myeloische Leukämie: Klassifikation aufgrund Knochenmarkbefundes; versch. Klassifikationen, eher aber zytogenetische Klassifikation; häufige Symptome: Anämie, Dyspnoe, Nasen/-Zahnfleischbluten, Leistungsminderung, Fieber, Hämatome, B-symptomatik,

(Vgl,ICD-Code 2018, Kroller online 01.11.18), (Vgl. DKG, Leukämie b. Erwachsenen; Die blauen Ratgeber 2014)

Es wäre möglich, das im stationären Klinikalltag die Fachpflegekraft die Dokumentation der ICD-Code anwendet. Das Hintergrundwissen um das Krankheitsbild entspricht ihrer Fachkompetenz. Für die pflegerische Dokumentation stellt sie die entsprechenden Pflegediagnosen und Risikodiagnosen auf.

Diese könnten unter der zu Hilfe entsprechender Literatur, Daten des Pflegeassessments zu ordnen, Pflegediagnosen erkennen und einheitlich benennen. Pflegemaßnahmen und-

Interventionen führen die Pflegekraft zum weiteren Prozess. (Vgl. Doenges/Moorhouse/Murr, Verlag Hans Huber,2013)

Die Hilfsliteratur Pflegediagnosen und Pflegemaßnahmen von Doenges, Moorhouse und Murr im Huber-Verlag lässt eine schnelle Verbindung von ICD-Code und den entsprechenden Pflegediagnosen zu. (Vgl. Doegnes et al. 2013)

Krebs: (ICD-10: C20), empfiehlt folgende Pflege- u. Risikodiagnosen: Furcht, Angst, Trauern, Schmerz, Fatigue, Beeinträchtigte Haushaltsführung, usw.

Leukämie, akute (ICD-10: C95.0)! siehe auch Chemotherapie: Infektionsgefahr, Aktivitätsintoleranz, Akuter Schmerz, Gefahr eines Flüssigkeitsdefizites......usw.

Chemotherapie: Mangelernährung, Geschädigte Mundschleimhaut, Körperbild-störungen...usw. (Vgl.Doegnes/Moorhouse/Murr, Verlag H.Huber,2013)

6.1.3 Interaktives Reasoning

Die Diagnose Krebs stellt für die Betroffenen einen massiven Einschnitt in ihrem Leben und Erleben dar. Besonders in der ersten Behandlungsphase ,kann die Pflegekraft durch ihr gezieltes Kommunikationsverhalten mit Empathie und Sozialkompetenz, den Patient und seinen Angehörigen im interaktiven Reasoning, begleiten. Hier wird nicht nur die Interaktion zwischen Pflegekraft und Patient von Bedeutung sein, auch die Kommunikationsfähigkeit und ein entsprechendes soziales Setting im Team ist von hoher Wichtigkeit. Verbale und nonverbale Äußerungen dürfen dabei nicht vergessen werden (Vgl.B.Klemme, Thieme-Verlag 2006) Zudem sollte aber in den Interaktionen nichts beschönigt oder verwässert werden. Vage und unklare Formulierungen können zum Unverständnis beim Patienten und seinen Angehörigen führen. (Vgl.Margulie,Kroner,Gaisser,Bachmann,Mettler,Onkologische Kranken-pflege ,Springer-Verlag 2011). Sie schreiben auf Seite 649 in der 5. Auflage der vorgenannten Quelle: „Positiv ist es, wenn Patienten den Eindruck gewinnen, dass das Team untereinander kommuniziert. [...] Dies setzt voraus, dass Pflegende und Ärzte effektive Formen der Kommunikation im Team etablieren."

6.1.4 Konditionales Reasoning

Charakteristisch ist hier nicht nur das auf das Perspektivische geleitete Denken, sondern auch die Vorstellung des Soziale Erleben im gesamten Kontext Patient-Pflege-Therapeut-Angehörige. Die Tatsache, dass unser Patient aus dem Fallbeispiel Familienvater, Ehemann und Ernährer ist, lässt rekonstruieren bzw. mutmaßen, welche Bedeutung seine Rolle im Hintergrund der Erkrankung ist. Auf Grund seiner privaten Situation und der Selbständigkeit im Beruf (eigene Firma), kann die finanzielle Sicherheit der Familie und ihre existenzielle

Zukunft, mit der Erkrankung eine belastende Aussicht darstellen. Hier sollten Strategien gefunden werden, perspektivisch diese Konditionen zu entlasten. Eine frühzeitige Involvierung des Sozialdienstes und eines Psychoonkologen sind aus komplementärer Sichtweise unabdingbar. (Vgl.:B.Klemme/G.Siegmann, Thieme-Verlag 2006)

6.1.5 Narratives Reasoning

„[…] Um einen Menschen zu erreichen, ist es unendlich wichtig, sich in sein Leben einzufühlen, um so wichtige Schritte seines Lebenslaufes, vielleicht seines Denkens und bisherigen Lebens zu erfassen. Es erleichtert die Pflege, die Versorgung und die seelische Begleitung eines Menschen, wenn Informationen aus der Biografie bekannt sind."; so beschreiben Kränzle, Schmid u. Seeger auf Seite 75 ihres Handbuches für Pflege und Begleitung, über die Begleitung von schwerkranken und sterbenden Menschen. (Vgl. Kränzle, Schmid, Seeger, Palliative Care, 5. Auflage, Springer-Verlag, 2014).

Im Narrativen Reasoning spielt Empathie und Fähigkeit eine offene Kommunikation mit dem Patienten und seinen Angehörigen zu führen. Auch im interdisziplinären Team ist ein sorgfältiger Austausch gegenseitiger Informationen notwendig. Entsprechende Assessment und Dokumentationshilfen können die Strategie in der Gesprächsführung unterstützen. Wichtige Aspekte die aus dem Erzählten bzw. den Geschichten des Patienten resultieren, können im Einzelfall Einfluss auf eine individuelle Maßnahmenplanung zielen. Ein EDV-gestütztes Dokumentationssystem kann dabei Synergien entwickeln. Mitarbeiter im interdisziplinären Team ermöglicht es ihnen mit Zugangsberechtigung Einblick zu gewinnen. Dabei ist möglich definierte Standards, Leitlinien, Assessments, Textbausteine, spezielle Dokumentationsbögen, im Menü abzurufen. (Vgl. Menche, Asmussen-Claussen, Maren, Seite 277 f.,5. Auflage Urban u. Fischer-Verlage, 2011).

Jede somatische Kultur fließt in den Prozess mit ein. Bei dem Patienten in der Fallgeschichte lässt es sich erahnen, welche psychischen und somatischen Einflussfaktoren am Anfang seiner Behandlung stehen. (Vgl.Klemme/Siegmann, Thieme 2006).

6.1.6 Pragmatische Reasoning

Folgende Einflussfaktoren sollten beachtet werden: Rahmenbedingungen wie die Einrichtung des Krankenzimmers, die Unterbringung in Ein-Bett/Zwei-Bett Zimmer, evtl. Umkehrisolation, Schleußen- Zimmer mit Klimaanlage fließen als Faktoren in den Prozess ein. Die Ausstattung sowie Infrastruktur einer Klinik ist ein wichtiger Teil im pragmatischen Prozess. Kann der Patient nach der Induktionstherapie seinen stationären Aufenthalt im Fall einer Stammzelltransplantation in der gleichen Einrichtung fortführen? Gehört die Klinik zu einer Maximalversorgung? Wie ist die voraussichtliche Krankenhausaufenthaltsdauer? Dies sind für das genannte Fallbeispiel Fragen, die gleich zu Beginn des Aufenthaltes entscheidend sind. „Die Begleitumstände einer Situation können therapeutischen Interventionen hemmen oder unterstützen und stellen somit einen ganz wichtigen Faktor des Klinischen Reasoning dar.", so schreibt M. Feiler in ihrem Buch -Klinisches Reasoning in der Ergotherapie auf Seite 79 (Vgl. M.Feiler, 2003, S.79 Springer-Verlag). Sie beschreibt dies für Ergotherapeuten, kann aber repräsentativ für stationäre Einrichtungen gesehen werden.

Patienten mit Akuter myeloischen Leukämie durchlaufen perspektivisch problematische Krankheitsphasen. Neben chemotherapeutischer Hemmung des noch vorhandenen Knochenmarkes, entstehen bedingt durch die Aplasie zahlreiche zu erwartende Infekte, Thrombopenien und andere Risiken. Auch die folgenden Induktionstherapien und die Allogene Stammzelltransplantation fordern eine intensive supportive Behandlung sowie sicheres Setting. Die Dauer des Aufenthaltes, die psychische Belastung der Patienten und der Pflegenden stellt besondere Anforderungen an die Fachkompetenz der Pflegenden (Vgl.Margulies, et al., Springer-Verlag 2011). Personelle Ressourcen, Qualifikation, Belastungen am Arbeitsplatz gestatten neben Finanziellen Ressourcen eine Konfrontation mit dem Therapieerfolg. „Das Wissen um die finanzielle Gegebenheiten gestattet erst ein realistisches zukunftsorientiertes Planen einer Behandlung", so beschreibt M.Feiler ein Teil von Einflußfaktoren im pragmatischen Reasoning(Vgl. M.Feiler, Seite 81,Klinisches Reasoning i.d.Ergotherapie, Springerverlag 2003)

6.1.7 Ethisches Reasoning

Trotz Fachkompetenz stellen Grenzsituationen in der Onkologischen Pflege stellen an alle Beteiligten Herausforderungen dar. Kurative Entscheidungen stehen im Kontext zu palliativer Entscheidung. Erwartungen an klinischen Studienteilnahme erwarten eine ethische Überlegung. Fragen über eine Sicherung des Wohlbefindens und Benefit des Patienten sind zu beantworten. Korrekte Studienlagen, Wahrheit am Krankenbett sowie Autonomie ermöglichen Lösungen zu finden (Vgl. Marqulies, Kroner,Gaisser, Bachmann-Mettler,2014).

Lebensverlängernde Maßnahmen bei unklarer Prognose und die Nutzlosigkeit medizinischer Maßnahmen im Sinne einer Maximaltherapie legitimieren eine ethische Rechtfertigung in der Onkologie. Objektive Interessensabwägung und der Patientenwille spielen in diesem Prozess eine Rolle. Frühzeitige Vorbereitung im Sinne von vorsorglichen Willenserklärung (besonders Schriftliche), voraussichtliche Notfallplanungen erleichtern den Entscheidungsprozess (Vgl. Kränzle, Schmid, Seeger, Palliativ Care, Springer-Verlag 2014).

Komplementäres Handeln im Sinne der Einbeziehung von Ethikkomitees, Palliative Team, Schmerztherapeut, Sozialarbeiter, Konsilärzte, Case-Manager, Pflegeberater und Seelsorger, stellen Ressourcen im Sinne eines Multigrade Reasoning als Unterstützung im ethischen Entscheidungsprozess dar. (Vgl. H.Kolb, 2012).

Fazit und Ausblick

Qualitatives Arbeiten hinsichtlich einer evidenzbasierten Pflege strebt nach Sicherung. Besonders die Dokumentationspflicht in der Grund und – Behandlungspflege gewinnt anerkannten fachlichen Standard. Die Dokumentationen mit Beweissicherungscharakter sollte mit einheitlichem Stil für alle Berufsgruppen im behandelten Team angepasst dargestellt werden (Vgl. W. Hell S.237 ff.Thieme-verlag,2013).

Der CR-prozess mit seinen verschiedenen Formen gibt die Möglichkeit zyklisch u. dynamisch aber kreativ Entscheidungsprozesse als neues Instrument zu nutzen. So schreibt R. Alfaro-LeFevre : „Die Bedeutung kooperativer und multidisziplinärer Ansätze wirkt sich ganz erheblich auf Ihre Rolle als Diagnostizierende/r aus. Als Pflegeperson müssen Sie sich im Klaren sein, dass Sie nicht isoliert arbeiten." (Vgl. R. Alfaro-LeFevre, S.164 Huber-Verlag).

In Hinsicht auf die Akademisierung in der Krankenpflege und der Generalistik in der Ausbildung kann Clinical Reasoning eine Chance darstellten verborgenes indirektes Wissen zu kanalisieren und zu lehren. Ein bewusstes Umsetzen der Formen stellt daher ein Benefit für alle am Pflegeprozess beteiligten dar. M. Feiler schreibt in ihrer Zusammenfassung um das Thema Reasoning folgendes: „Ich glaube auch, das ein ständiges Arbeiten an der Verbesserung unserer persönlichen Reasoning-Fertigkeiten dazu führt, dass wir unsere Arbeit erfolgreicher und befriedigender erleben, dass wir uns so die Freude und das Interesse an unserer Arbeit bewahren können."(Vgl. M. Feiler, S. 116, 2003)

Gerade die onkologische Pflege kollidiert oft mit den Grenzen des Machbaren, der Machlosigkeit. Neben existenzielle Herausforderung, Ängste, Defizite, stehen Soziologische und Ökonomische Gesichtspunkte oft gegenüber. (Vgl.Margulies, Kroner, Gaisser, Bachmann_Mettler, 2014) Daher ist es für eine evidenzbasierte Pflege unverzichtbar angepasst an die tägliche klinische Routine kritisch zu denken und im Hinblick auf ein „Multigrade Clinical Reasoning" zu handeln.

„Man sollte auf alles achten, denn man kann alles deuten".

(Hermann Hesse, Das Glasperlenspiel)

Literaturverzeichnis

Beckmann, Deutsche Krebhilfe (2014): Leukämie bei Erwachsenen. Die blauen Ratgeber. Unter Mitarbeit von Prof.Dr.Arnold Ganser, Prof Dr. Bernd Hertenstein, Prof. Dr. Andreas Hochhaus: Deutsche Krebshilfe e.V.

Brobst, Ruth A.; Brock, Elisabeth; Georg, Jürgen (Hg.) (2007): Der Pflegeprozess in der Praxis. 2., vollst. überarb. und aktualisierte Aufl. Bern: Huber (Verlag Hans Huber Programmbereich Pflege).

Doenges, Marilynn E.; Moorhouse, Mary Frances; Murr, Alice C.; Müller Staub, Maria; Herrmann, Michael (Hg.) (2014): Pflegediagnosen und Pflegemaßnahmen. 5., überarb. und erw. Aufl. Bern: Huber (Pflegeprozess).

Feiler, Maria (2003): Klinisches Reasoning in der Ergotherapie. Überlegungen und Strategien im therapeutischen Handeln. Berlin, Heidelberg, s.l.: Springer Berlin Heidelberg (Ergotherapie - Reflexion und Analyse). Online verfügbar unter http://dx.doi.org/10.1007/978-3-642-55899-3.

Herrmann Hesse (1971): Lektüre für Minuten. Gedankenaus seinen Bücher und Briefen. 1. Auflage. Frankfurt am Main: Suhrkamp-Verlag.

Juchli, Liliane; Vogel, Alfred (1983): Krankenpflege. Praxis und Theorie der Gesundheitsförderung und Pflege Kranker ; 89 Tabellen. 4., überarb. und erw. Aufl. Stuttgart: Thieme.

Klemme, Beate; Siegmann, Gaby (2006): Clinical Reasoning. Therapeutische Denkprozesse lernen ; 56 Tabellen ; [Problemdefinition, Hypothesenbildung, Entscheidungsfindung, Evaluation]. Stuttgart: Thieme (physiofachbuch).

Kolb, Horst (2012): Clinical Reasoning in der Altenpflege. München: GRIN Verlag GmbH.

Kränzle, Susanne; Schmid, Ulrike; Seeger, Christa (Hg.) (2014): Palliative Care. Handbuch für Pflege und Begleitung. 5., aktual. u. erw. Aufl. Berlin: Springer. Online verfügbar unter http://dx.doi.org/10.1007/978-3-642-41608-8.

Margulies, Anita (2011): Onkologische Krankenpflege. [empfohlen von der DGF]. 5., aktualisierte und erw. Aufl. Berlin: Springer.

Menche, Nicole; Asmussen-Clausen, Maren (Hg.) (2011): Pflege heute. Lehrbuch für Pflegeberufe ; [www.pflegeheute.de ; mit dem Plus im Web ; Zugangscode im Buch]. Urban-&-Fischer-Verlag. 5., vollst. überarb. Aufl. München: Elsevier Urban & Fischer. Online verfügbar unter http://www.socialnet.de/rezensionen/isbn.php?isbn=978-3-437-26773-4.

Mukherjee, Siddhartha; Schaden, Barbara; Pleitgen, Fritz F. (2012): Der König aller Krankheiten. Krebs - eine Biografie. 2. Aufl. Köln: DuMont.

Pschyrembel, Willibald; Witzel, Simone; Dornblüth, Otto (Hg.) (2007): Pschyrembel Klinisches Wörterbuch. 261., neu bearb. und erw. Aufl. Berlin: de Gruyter. Online verfügbar unter http://deposit.d-nb.de/cgi-bin/dokserv?id=2943636&prov=M&dok_var=1&dok_ext=htm.

SGB Sozialgesetzbuch.

Sozialgesetzbuch: Sozialgesetzbuch SGB Textausgabe 7/2008, vom 2008. In: Wolter Kluwer.

Westerwelle, Guido (2016): Zwischen zwei Leben. Von Liebe, Tod und Zuversicht. Unter Mitarbeit von Michael Mronz und Dominik Wichmann. 1. Auflage, genehmigte Taschenbuchausgabe. München: btb (btb, 71502).

Internetquellen:

http://wwwbgbl.de. Das Bundesgesetzblatt-Bundesanzeiger Verlag, Krankenpflegegesetz 1985 im Bundesgesetzblatt, online eingesehen am 21.11.18.

http://www.icd-code.de; ICD-code 2018, B.Krollener, Dirk Krollner Kardiologe Hamburg, online eingesehen am 01.11.18

http://www.newcastle.edu.au, The university of Newcastle Australia, online eingesehen am 20.10.2018

http://www.bgbl.de. Das Bundesgesetzblatt-Bundesanzeiger Verlag, Krankenpflegegesetz 1985 im Bundesgesetzblatt, online eingesehen am 21.11.18.

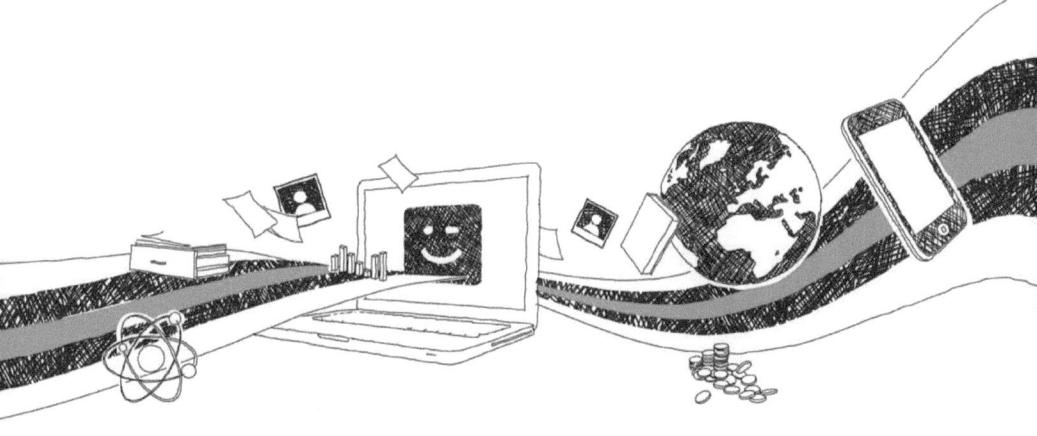
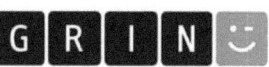